しゃべらなくても楽しい！
シニアの1，2分間

認知症予防体操50

斎藤道雄 著

JN033162

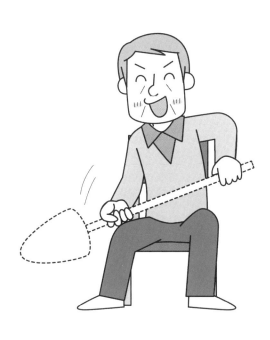

黎明書房

はじめに

ウィズコロナ時代の新しい体操スタイルの提案

この本は，ウィズコロナ時代の新しい体操スタイルを提案する本です。

ある介護現場の施設長からボクにこんな要請がありました。

「先生。なるべく声は出さないようにしてください」

コロナ感染拡大予防対策として，会話を控えてほしいということです。
でも，元気に声を出してカラダを動すのがボクの体操スタイルです。

「これは困ったぞ……」

ところが。

ピンチがチャンスになります！

「シニアにとって本当に大切なことは何だろう？」と，自問自答してみたのです。
大切なのは，声を出すことではなく，シニアが満足すること。
ならば，その方法は，他にもきっとある！

そして，ひらめきました！

「声を出さないで体操したらどうだろう？」

一切しゃべらない。
すべて身振り手振りだけ。
でも，はたしてそんなことができるのか？

そして本番当日，意外な結末が……。

やっぱり，しゃべらないと無理！

かと思ったら，ちゃんとできるんです！
グーパーを速くしたり，遅くしたり，強くしたり，弱くしたり……。
全部ちゃんとできるんです！

驚いたのは，しゃべらなければ，その分シニアは，ボクの動きをよ〜く見る。
つまり，**しゃべらないほうが集中力がアップするんです！**
しゃべらない効用の大発見です！

一，マスク着用
一，参加者同士の間隔を空ける
一，換気する
一，人数を制限する

これに，あともうひとつ。
一，（ほぼ）しゃべらないでする

感染症予防対策５ヵ条であり，ウィズコロナ時代の新しい体操スタイル
です。

　コロナの影響で，シニアの運動不足やストレス発散にお困りの介護現場の
ヒントになれば，とてもうれしく思います。

この本の11の特長

1　ウィズコロナ時代の新しい体操スタイルを提案する本です。

2　シニアと，介護スタッフのための，楽しくて，かんたんで，わかりやすい体操ばかりです。

3　スタッフは，簡潔でわかりやすく体操の説明が出来ます。

4　スタッフは，（ほぼ）しゃべらなくても，身振り手振りだけでもシニアに伝わります。

5　部屋の中で，シニアおひとりさまから活用できます。

6　椅子に腰かけたままできます。

7　（立ったり，寝転がったりするような）むずかしい動作は一切ありません。

8　道具，準備一切不要です。

9　介護現場ですぐに役立つ「みちお先生のアドバイス！」があります。

10　「体操」と「脳トレ」の2パートがあります。

11　1, 2分間の短時間でも出来る体操です。

この本の使い方

1　下の表は，ボクが特におススメする体操と脳トレです。

2　1日ひとつずつでもオッケーです。

3　体操と脳トレは，この本の中から自由に差し替えてください。

おススメ体操	その1 **手のひら返し** （32 ページ）	
	その2 **スマイルポーズ** （17 ページ）	
おススメ脳トレ	その1 **パンチでキック** （49 ページ）	
	その2 **八百屋さんの足ぶみ** （59 ページ）	

も　く　じ

Ⅰ　体　操

Ⅱ　脳トレ

① Ｖサインのポーズ

自分の中で一番いい顔で，人差し指と中指を出来る限りひらく体操です。

ねらいと**ききめ**　指のストレッチ　姿勢保持　元気が出る

すすめかた

① 　足を肩幅にひらきます。

② 　胸を張ります。

③ 　人差し指と中指を伸ばします。

④ 　出来る限り２本の指をひらきましょう！

⑤ 　自分の中で一番いい顔でどうぞ！

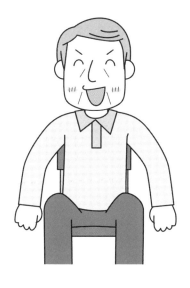
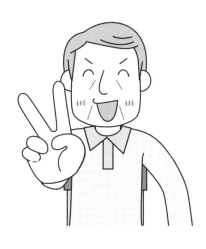

みちお先生のアドバイス！

指先に意識を集中しましょう！

② いい顔で足ぶみ

胸を張って，腕を前後に振って足ぶみする体操です。

ねらいと**ききめ**　足腰強化　姿勢保持　表情づくり　持久力維持

すすめかた

① 足を腰幅にひらきます。

② 胸を張ります。

③ 腕を前後に振って足ぶみします。

④ 足裏で強めに着地しましょう。
（8歩×2回）

⑤ 自分の中で一番いい顔でどうぞ！

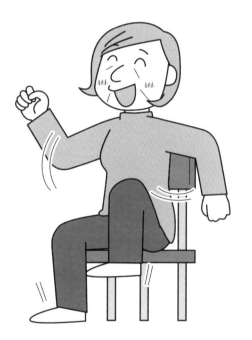

みちお先生のアドバイス！

出来る限り大きく胸を張ってすると，より効果的です！

③ エアハイタッチ！

自分の中で最高の笑顔で，ハイタッチのマネをする体操です。

ねらいとききめ （手指の血行促進）（リズムの体感）（笑顔）
（腕の屈伸維持）

すすめかた

① スタッフとシニアで向かい合います。

② 手を2回たたきます。

③ 3回目に両手でハイタッチをするマネをします。

④ （②と③を）何度か繰り返します。

⑤ 出来る限り笑って。最高の笑顔でどうぞ！

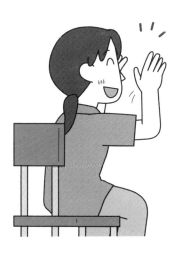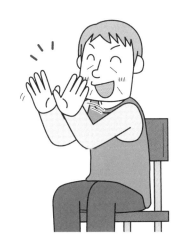

みちお先生のアドバイス！

スタッフの笑顔がシニアを笑顔にします！

❹ かかとのチカラ

かかとで床を強く押しながら胸を張る体操です。

ねらいと**ききめ** 〔 姿勢保持 〕〔 足腰強化 〕〔 リフレッシュ 〕

すすめかた

① 足を肩幅にひらいて，両手を腰に置きます。
② 片足を一歩前に出して，つまさきを持ち上げます。
③ かかとで床を強く押します。
④ 胸を張って，深呼吸をします。（1回）
⑤ ちょっと一休み。反対の足でどうぞ！

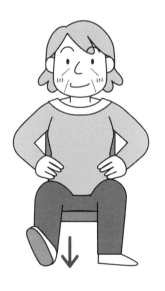
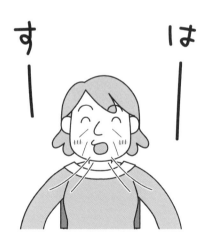

みちお先生のアドバイス！

バランスを崩さないように注意しましょう！

⑤ カラダ全開①

腕をまっすぐ上に持ち上げて，出来る限り全部の指をひらく体操です。

ねらいとききめ 　姿勢保持 　血行促進 　リフレッシュ

すすめかた

① 足を肩幅にひらきます。

② 腕をまっすぐ上に持ち上げます。

③ 出来る限り全部の指をひらきます。

④ 胸を張って深呼吸します。（１回）

⑤ ニッコリ笑って。笑顔でどうぞ！

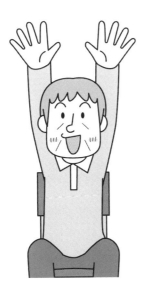 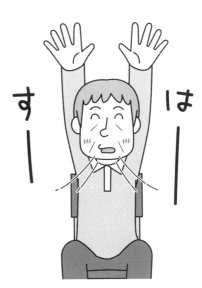

みちお先生のアドバイス！

両腕を持ち上げるときは，ゆっくりと動作しましょう！

⑥ カラダ全開②

腕をまっすぐ横に伸ばして，胸を張って深呼吸する体操です。

ねらいとききめ　(血行促進)　(姿勢保持)　(表情づくり)
(リフレッシュ)

すすめかた

① 足を肩幅にひらきます。
② 手のひらを上にして腕をまっすぐ横に伸ばします。
③ 全部の指を出来る限りひらきます。
④ 胸を張って深呼吸します。（１回）
⑤ とびきりの笑顔で。笑ってどうぞ！

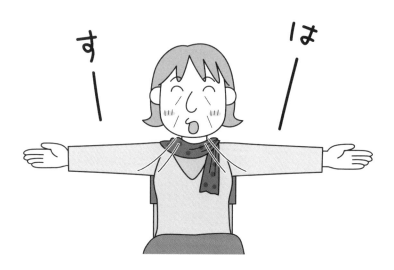

みちお先生のアドバイス！

深呼吸に笑顔をプラスすると，より効果的です！

⑦ キリンのポーズ

背筋をピンと伸ばして，あごを引く体操です。

ねらいとききめ 姿勢保持 背筋力維持

すすめかた

① 足を肩幅にひらきます。
② 両手をひざに置きます。
③ 背筋をピンと伸ばします。
④ あごを少し引きます。
⑤ 深呼吸をして終わります。

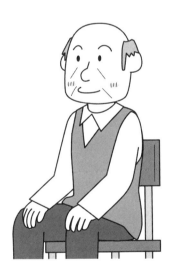
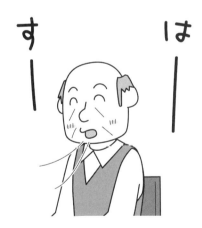

みちお先生のアドバイス！

キリンのように，首を長くするイメージで。

⑧ わかめのポーズ

頭の重みだけで頭を左右に倒す体操です。

ねらいとききめ　（ 肩こり予防 ）（ 姿勢保持 ）（ リラックス ）

すすめかた

① 足を肩幅にひらきます。
② 背筋を伸ばします。
③ 両手をひざの上に置いて，手のひらを上にします。
④ 頭の重みだけで頭を真横に倒します。（５秒）
⑤ ゆっくりと元に戻します。反対もどうぞ！

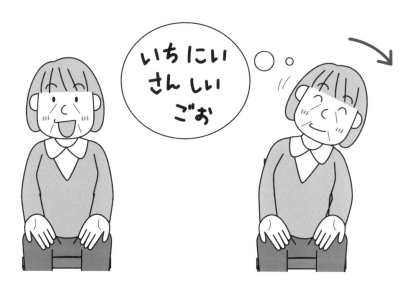

みちお先生のアドバイス！

頭につられて，上体が傾かないように注意しましょう！

⑨ スマイルポーズ

自分の中で一番の笑顔でバンザイする体操です。

ねらいと**ききめ**　表情づくり　腕筋力維持　リフレッシュ

すすめかた

① 足を肩幅にひらきます。
② 両手をひざに置いて静かに目をとじます。（5秒）
③ 目をあけて，腕をまっすぐ上に上げてバンザイします。
④ 自分の中で一番の笑顔でどうぞ！

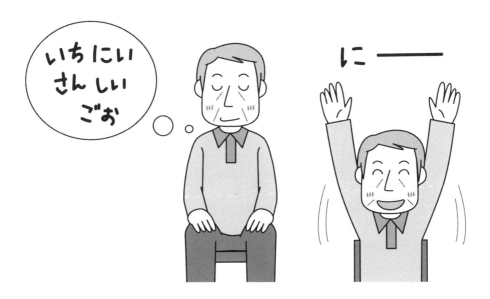

みちお先生のアドバイス！

「にー」と言うつもりで，出来る限り口を真横にひらきましょう！

⑩ つまさきのチカラ

つまさきで床を強く押して胸を張る体操です。

ねらいときXきめX 姿勢保持 脚筋力強化 脚の血行促進

すすめかた

① 足を肩幅にひらきます。
② 両手をひざの上に置きます。
③ ひざの真下にかかとがくる
   ようにします。
④ つまさきで床を強く押して,
   胸を張ります。
⑤ 深呼吸をします。(1回)

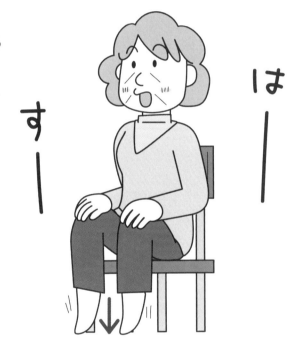

みちお先生のアドバイス!

むずかしいときは, かかとの高さを下げるとかんたんです。

18

⑪ なんちゃってポーズ

両手を頭の上に置いて，自分の中で一番の笑顔になる体操です。

ねらいと**ききめ**　姿勢保持　腕のストレッチ　表情づくり

すすめかた

① 足を肩幅にひらきます。

② 両腕をまっすぐ上に伸ばします。

③ 腕を曲げて両手を頭の上に置きます。

④ 自分の中で一番の笑顔でどうぞ！

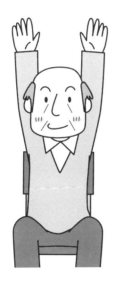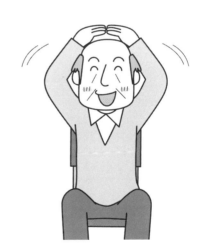

みちお先生のアドバイス！

①，②は真面目な顔。③は笑顔。ギャップがあると楽しいです。

⑫ ねこ全開のポーズ

腕をまっすぐ前に伸ばして，出来る限り全部の指をひらく体操です。

ねらいと**ききめ**　　（血行促進）　（指先の力維持）　（リフレッシュ）

（腕のストレッチ）

すすめかた

① 足を肩幅にひらきます。
② 両手をグーにして，胸の前で構えます。
③ 両手をパーにして，腕をまっすぐ前に伸ばします。
④ 出来る限り全部の指をひらきましょう！
⑤ 明るく元気にどうぞ！

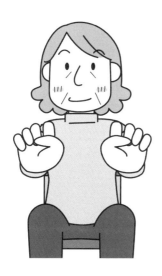 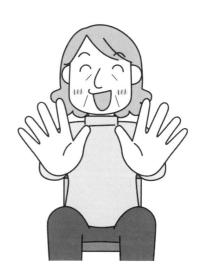

みちお先生のアドバイス！

口パクで「にゃー」と言ってすると，より楽しいです！

⑬ パンチョップ

片手でパンチをしながら，反対の手でチョップする体操です。

ねらいとききめ　 握力維持 　 腕筋力アップ 　 腕の血行促進

すすめかた

① 足を腰幅にひらきます。

② 片手はグーで，まっすぐ前にパンチします。

③ 反対の手はパーで，上から真下へ手刀を振り下ろします。

④ （②と③を）両手同時にします。

⑤ 気合を入れて。元気にどうぞ！

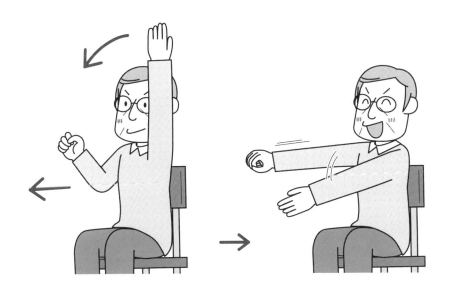

みちお先生のアドバイス！

左右の手を入れ替えてすると，より効果的です！（各４回ずつ）

⑭ ビックリポーズ

体と顔で驚きを表現する体操です。

ねらいと**ききめ**　表情づくり　表現力アップ　足腰強化

手先の器用さ維持

すすめかた

① 足を肩幅にひらきます。

② 両手をひざに置いて静かに目をとじます。（5秒）

③ 目をあけて，腕をひろげて両手をパーにします。

④ 片足を少し上に持ち上げます。

⑤ 自分の中で一番のビックリした顔でどうぞ！

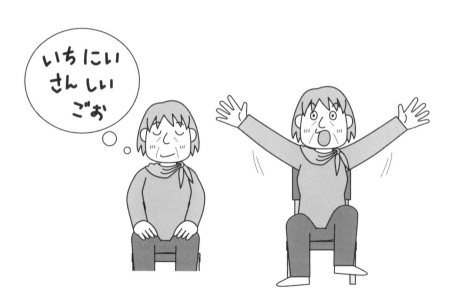

みちお先生のアドバイス！

大げさにアクションすると，超楽しいです！

15 ひらくととじる

「ひらく」と言ったら，言葉とは反対に足をとじる体操です。

ねらいとききめ 足腰強化 反応力維持 姿勢保持

すすめかた

① 両手をひざの上に置きます。

② スタッフが「ひらく」と言ったら，シニアは足をとじます。

③ スタッフが「とじる」と言ったら，シニアは足をひらきます。

④ （②と③を）ランダムに何度か繰り返します。

⑤ 間違えても笑って。楽しんでどうぞ！

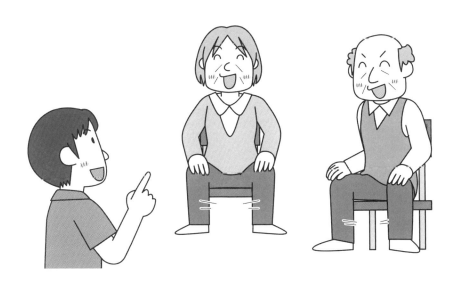

みちお先生のアドバイス！

シニア一人でするときは，自分で言って自分でしてもオッケーです。

⑯ ものマネ指体操①

片手は人差し指を，反対の手は中指を出す体操です。

ねらいとききめ 〔 器用さの維持 〕〔 反応力維持 〕〔 指のストレッチ 〕

すすめかた

① スタッフは，片手は人差し指，反対の手は中指を出します。
② シニアは，それを見てマネをします。
③ 間違えずに出来れば大成功です！
④ 間違えている人には，スタッフはその人に気づいてもらえるようにチラっと見ます。
⑤ それでも気づかない時は，もっと見ます。
⑥ 気づいたら笑って。楽しんでどうぞ！

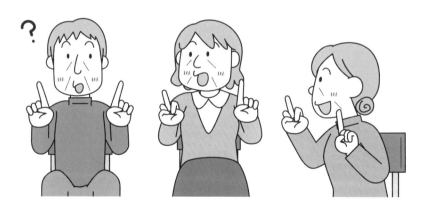

みちお先生のアドバイス！

　シニアがどうしても気づかない時は，無理に気づかせなくてもオッケー。そのままスルーして次にいきましょう！

⑰ ものマネ指体操②

片手は人差し指と親指，反対の手は中指と親指を伸ばす体操です。

ねらいとききめ 〔器用さの維持〕〔反応力維持〕〔指のストレッチ〕

すすめかた

① スタッフは，片手は人差し指と親指，反対の手は中指と親指を伸ばします。
② シニアは，それを見てマネをします。
③ 間違えずに出来れば大成功です！
④ 間違えている人には，スタッフはその人に気づいてもらえるようにチラっと見ます。
⑤ それでも気づかない時は，もっと見ます。
⑥ 気づいたら笑って。楽しんでどうぞ！

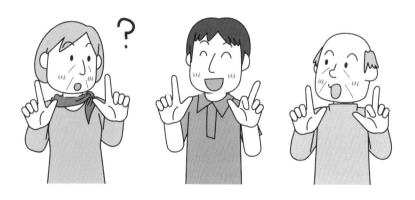

みちお先生のアドバイス！

間違えるのを楽しむつもりでしましょう！

⑱ ものマネ指体操③

片手は人差し指と中指，反対の手は中指と薬指を伸ばす体操です。

ねらいとききめ 〔手先の器用さ維持〕 〔反応力維持〕 〔指のストレッチ〕

すすめかた

① スタッフは，片手は人差し指と中指，反対の手は中指と薬指を伸ばします。

② シニアは，それを見てマネをします。

③ 間違えずに出来れば大成功です！（両手チョキと間違えやすい）

④ 間違えている人には，スタッフはその人に気づいてもらえるようにチラっと見ます。

⑤ それでも気づかない時は，もっと見ます。

⑥ 気づいたら笑って。楽しんでどうぞ！

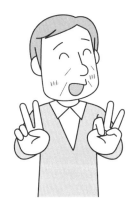 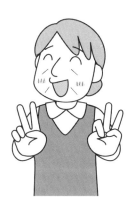

みちお先生のアドバイス！

間違えに気づくと，笑いが起きます！

郵便はがき

460-8790

413

名古屋市中区
　丸の内三丁目 6 番 27 号
　　（EBSビル 8 階）

黎明書房 行

‖.l.l‖l.l‥l.‖l.l.l‥l‖.l.l.l.l.l.l.l.l.l.l.l.l.l.l.l.l.l.l.l.l.l.l.‖l.l‖.l

購入申込書	●ご注文の書籍はお近くの書店よりお届けいたします。ご希望書店名をご記入の上ご投函ください。（直接小社へご注文の場合は代金引換にてお届けします。2500 円未満のご注文の場合は送料 800 円，2500 円以上 10000 円未満の場合は送料 300 円がかかります。〔税 10%込〕10000 円以上は送料無料。）

（書名）		（定価）			円	（部数）		部
（書名）		（定価）			円	（部数）		部

ご氏名　　　　　　　　　　　　　　　　TEL.

ご住所 〒

ご指定書店名（必ずご記入ください。）		この欄は書店または小社で記入します。
	取次・番線印	
書店住所		

愛読者カード

書名	

1. 本書についてのご感想および出版をご希望される著者とテーマ

※上記のご意見を小社の宣伝物に掲載してもよろしいですか？
　　　□　はい　　　　□　匿名ならよい　　　□　いいえ

2. 小社のホームページをご覧になったことはありますか？　□　はい　　□　いいえ

※ご記入いただいた個人情報は，ご注文いただいた書籍の配送，お支払い確認等の
　連絡および当社の刊行物のご案内をお送りするために利用し，その目的以外では
　利用はいたしません。

ふりがな
ご氏名　　　　　　　　　　　　　　　　　　　　年齢　　　歳
ご職業　　　　　　　　　　　　　　　　　　　（　男　・　女　）

（〒　　　　　）
ご住所
電話

ご購入の 書店名		ご購入の 新聞・雑誌	新聞（ 雑誌（

本書ご購入の動機（番号を○で囲んでください。）
　1. 新聞広告を見て（新聞名　　　　　　　　　）
　2. 雑誌広告を見て（雑誌名　　　　　　　　　）　3. 書評を読んで
　4. 人からすすめられて　　　5. 書店で内容を見て　　6. 小社からの案内
　7. その他（

ご協力ありがとうございました

コラム①　シニアが眠くならない体操のコツ

　体操をしているとき，シニアが眠くならないように，ボクがしているある方法があります。

　それは，シニアの顔を見ることです。ただし，これにはコツがいります。まず，ウトウトしてからでは遅すぎます。

　では，どうするか？

　眠くなる前に見ます。
　でも，誰が居眠りするのかわかりませんから，一人ひとり全員の顔を見ます。
　たったこれだけのことでも，眠くなる確率が減ります。
　なぜなら，誰かに見られている意識が働くので，適度な緊張感を保てるからです。

　それでも，居眠りしてしまったら？

　ボクなら起こしません。起きるまで待ちます。
　すると，起きた瞬間，なんだかうれしくなります。

　本当のことを言うと，ボクは，シニアが居眠りをしてもよいと思います。
　なので，「眠くなったらどうぞ居眠りしてください」とはっきり言います。
　不思議なもので，してもよいと言うとしなくなるものです。

　居眠りをよしとするのが，居眠り予防の秘訣かもしれません。

⑲ らせんのポーズ

片手を頭の後ろで，胸を真横に向けて出来る限り胸を張る体操です。

ねらいとききめ　器用さの維持　血行促進　柔軟性向上

すすめかた

① 足を肩幅にひらきます。

② 右手は頭の後ろで，左手は
ひざの上に置きます。

③ 胸を真横（右）に向けて，
出来る限り胸を張ります。

④ そのままで深呼吸します。
（1回）

⑤ ちょっと一休み。反対も同
様にどうぞ！

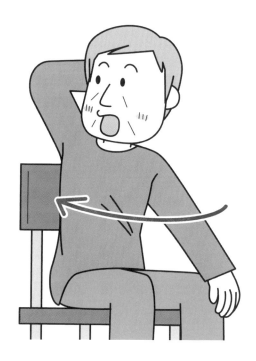

みちお先生のアドバイス！

ゆっくりと動作しましょう！　無理をしないように。

⑳ 開花のポーズ

胸を張って，顔の前で全部の指を出来る限りひらく体操です。

ねらいと**ききめ**　（ イメージ力維持 ）（ 手先の器用さ維持 ）

すすめかた

① 足を肩幅にひらきます。

② 胸を張ります。

③ 両手を顔の前でパーにします。

④ 全部の指を出来る限りひらきます。

⑤ 深呼吸を１回します。

⑥ 笑ってどうぞ！

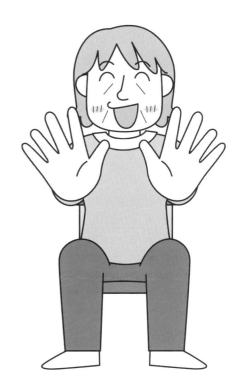

みちお先生のアドバイス！

指先に意識を集中しましょう！

㉑ 開花ねじりのポーズ

胸を真横に向けて，顔の前でパーをする体操です。

ねらいとききめ　体側のストレッチ　手先の器用さ維持

すすめかた

① 足を肩幅にひらきます。
② 胸を張ります。
③ 顔と胸を真横に向けて，両手をパーにします。
④ 全部の指を出来る限りひらきます。
⑤ 深呼吸を１回します。
⑥ 一休みして，反対側もどうぞ！

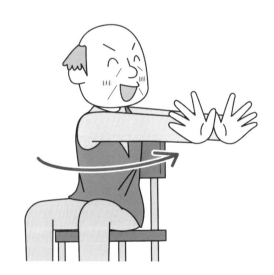

みちお先生のアドバイス！

ゆっくりと動作しましょう！　無理をしないように。

㉒ 強拳のポーズ

胸を張って，出来る限り強く全部の指を曲げる体操です。

ねらいとききめ　（握力維持）（腕筋力維持）

すすめかた

① 　足を肩幅にひらきます。
② 　胸を張ります。
③ 　両腕を横に伸ばして直角に曲げます。
④ 　出来る限り強く全部の指を曲げます。（5秒）
⑤ 　元気に明るく。笑ってどうぞ！

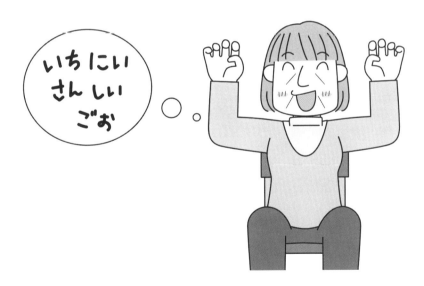

みちお先生のアドバイス！

胸を前に突き出すようにしましょう！

㉓ 手のひら返し

腕をまっすぐ上に持ち上げて，手のひらを後ろにする体操です

ねらいとききめ　　(血行促進)　(体側のストレッチ)　(姿勢保持)

すすめかた

① 足を肩幅にひらきます。

② 胸を張ります。

③ 肩と腕をまっすぐに上に持ち上げます。

④ 全部の指を出来る限りひらいて，手のひらを後ろにします。（5秒）

⑤ ちょっと一休み。反対もどうぞ！

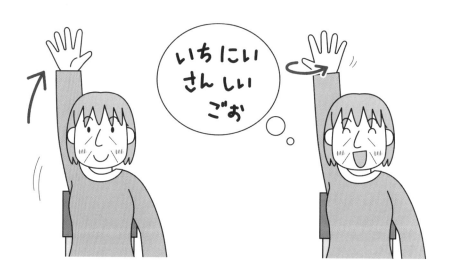

みちお先生のアドバイス！

ゆっくりと動作しましょう！　無理をしないように。

㉔ 前へならえのポーズ

出来る限り全部の指をひらいて，両腕をまっすぐ前に伸ばす体操です。

ねらいとききめ　腕のストレッチ　姿勢保持　指先の力強化

すすめかた

① 足を肩幅にひらきます。

② 胸を張ります。

③ 前へならえのポーズで両腕をまっすぐ前に伸ばします。

④ 全部の指を出来る限りひらきます。

⑤ 自分の中で一番いい顔でどうぞ！

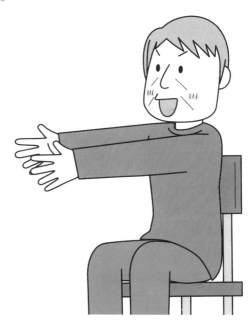

みちお先生のアドバイス！

左右の手が同じ高さになるように意識しましょう！

㉕ 白鳥のポーズ

白鳥が羽ばたくように，肩から指先までをやわらかく動かす体操です。

ねらいとききめ　〔姿勢保持〕〔腕の柔軟性維持〕〔器用さの維持〕

すすめかた

① 足（とひざ）をとじます。
② 胸を張ります。
③ 両腕は体の横で伸ばして，手のひらを下にします。
④ 白鳥が羽ばたくように，肩から指先までをやわらかく動かします。
⑤ 白鳥の気分でどうぞ！

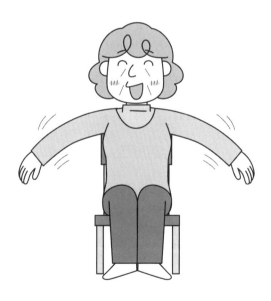

みちお先生のアドバイス！

肩甲骨から意識して，腕を動かしましょう！

㉖ 爆笑グーパー①

グーパーが突然予告なくグーグーに変わってしまう体操です。

ねらいと**ききめ** 　（握力維持）（反応力維持）（手先の器用さ維持）

すすめかた

① 　スタッフとシニアがいっしょにグーパーします。

② 　とてもゆっくりとていねいに，グーパーを4回繰り返します。

③ 　スタッフは，5回目に突然パーをグーに変えて，グーグーにしてしまいます。

④ 　パーを出してしまったシニアから思わず笑いが起きます。

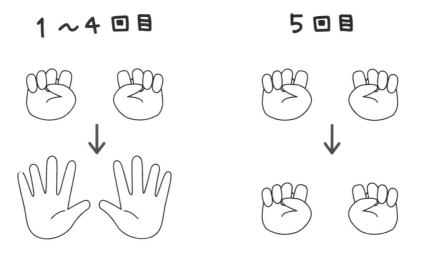

みちお先生のアドバイス！

　動作が速いとわかりづらいので笑いません。ゆっくりすぎるぐらいにするのがウケるコツです！

㉗ 爆笑グーパー②

グーパーがゆっくり，速く，最速の３段階でスピードアップする体操です。

ねらいとききめ 〔 手先の器用さ維持 〕 〔 血行促進 〕 〔 笑い 〕

すすめかた

① 　スタッフとシニアでいっしょにグーパーします。

② 　スタッフは，ゆっくり，速く，最速の３段階でスピードアップします。

③ 　最速の時は，動作がめちゃくちゃになるくらい速くします。

④ 　思いっきり楽しんでどうぞ！

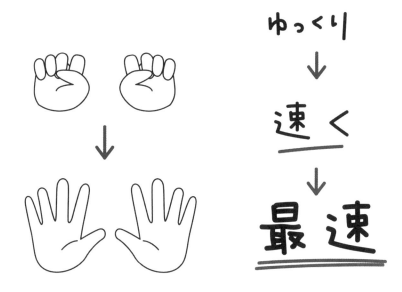

みちお先生のアドバイス！

最速は，速すぎて出来ない位の方が楽しいです！

㉘ 美円のポーズ

背筋を伸ばして，両腕でま〜るく大きな円を描く体操です。

ねらいと**ききめ**　姿勢保持

すすめかた

① 足を肩幅にひらきます。
② 背筋を伸ばします。
③ 両腕をまっすぐ横に伸ばします。
④ 両腕でま〜るく大きな円を描きます。（5秒キープ）
⑤ 自分の中で一番いい顔でどうぞ！

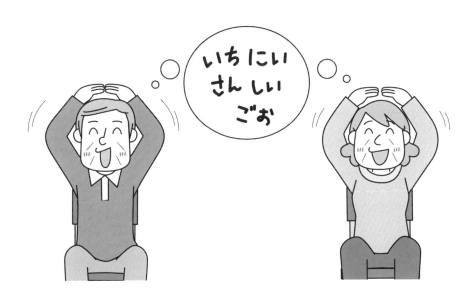

みちお先生のアドバイス！

④のとき，薬指と小指を軽く曲げると美しい円になります。

㉙ 盆踊り体操

「掘って掘ってまた掘って！」と言って，穴を掘るマネをする体操です。

ねらいとききめ （リズム感体感）（腕力維持）

すすめかた

① 片足を一歩前に出します。

② 「掘って掘ってまた掘って！」と言いながら，スコップで穴を掘るマネをします。（※声を出さずに口パクでしてもオッケーです）

③ この動作を何度か繰り返します。

④ 明るく元気に。笑顔でどうぞ！

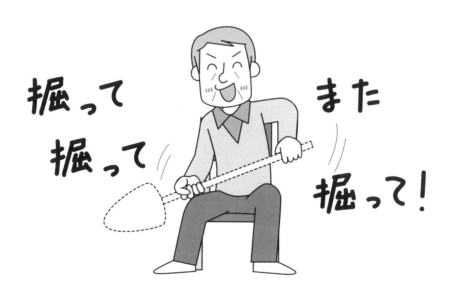

みちお先生のアドバイス！

実際にスコップで掘る様子をイメージしましょう！

㉚ 腕振り全開

全部の指を出来る限りひらいて，腕を前後に振る体操です

ねらいとききめ　指のストレッチ　腕ふり感覚の維持

すすめかた

① 足を肩幅にひらきます。
② 腕を前後に振ります。
　（8回×2セット）
③ 出来る限り全部の指を
　ひらきましょう！
④ 胸を張ってどうぞ！

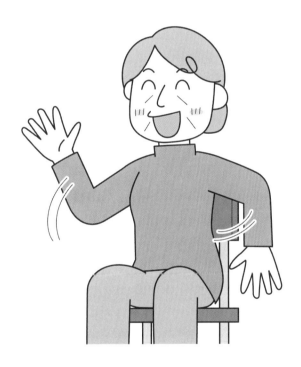

みちお先生のアドバイス！

実際に歩いている様子をイメージしましょう！

コラム②　全員がいい気分で終わる方法

　体操の最後に，全員がいい気分で終わるかんたんな方法があります。

　それは，拍手することです。拍手には次の効果があります。

①　全員がいい気分になる。
②　ボクもいい気分になる。
③　全体が一体感，臨場感につつまれる。

　拍手には絶大な効果があるので，最後は拍手で締めくくります。
　さてここで問題。
　ボクがあることをすると，全員が拍手します。
　それは一体何でしょう？

　ヒント……思わず拍手をしたくなるような言動です。

　正解は，「明るく，元気に，あいさつをする」です。

　はじめに気をつけの姿勢をします。
　次に両手をひざに置きます。
　そして，明るく元気に「ありがとうございました！」とお礼を言います。最後に深々とお辞儀します。

　すると，拍手が沸き起こります。ボクの経験では，小さい声で言うよりも「明るく，元気に」言うと拍手も大きくなります。
　（ソーシャル・ディスタンスを忘れずに！）

　もし誰にも拍手してもらえなかったら？
　そのときは，自分一人だけでも盛大に拍手しちゃいましょう！

③1 △と1

片手は「1」を，反対の手は「△」を両手同時に動作する体操です。

ねらいとききめ　指のストレッチ　器用さの維持

すすめかた

① 人差し指で，数字の1を書くように上下に動かします。
② 反対の人差し指は，△を書くように動かします。
③ これ（①と②）を両手同時にします。
④ 間違えても笑って。楽しんでどうぞ！

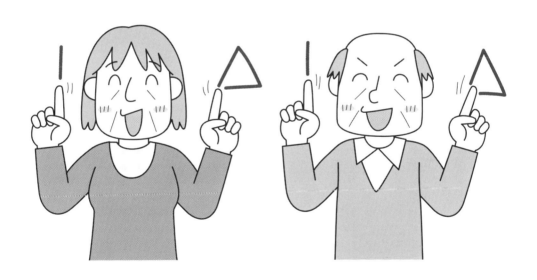

みちお先生のアドバイス！

腕を使って，なるべく大きく書くようにしましょう！

㉜ 一と1

片手は「1」を，反対の手は「一」を両手同時に動作する体操です。

ねらいとききめ　（器用さの維持）（指のストレッチ）

（**すすめかた**）

① 　人差し指で，数字の「1」を書くように上下に動かします。
② 　反対の人差し指は，漢字の「一」を書くように左右に動かします。
③ 　（①と②を）両手同時にします。
④ 　間違えても気にせずに。笑ってどうぞ！

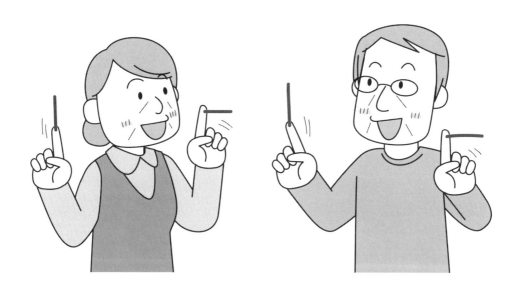

みちお先生のアドバイス！

左右の動作を入れ替えてすると，よりむずかしくなります。

㉝ 3の倍数で30歩

3の倍数は言わずに30歩足ぶみする体操です。

ねらいとききめ 足腰強化 柔軟性維持

すすめかた

① 足を腰幅にひらきます。
② 胸を張ります。
③ 両手を前後に振って足ぶみします。
④ 1から30まで声を出して数えます。ただし，3の倍数は言わないこととします。
⑤ 間違えずに出来れば大成功です！

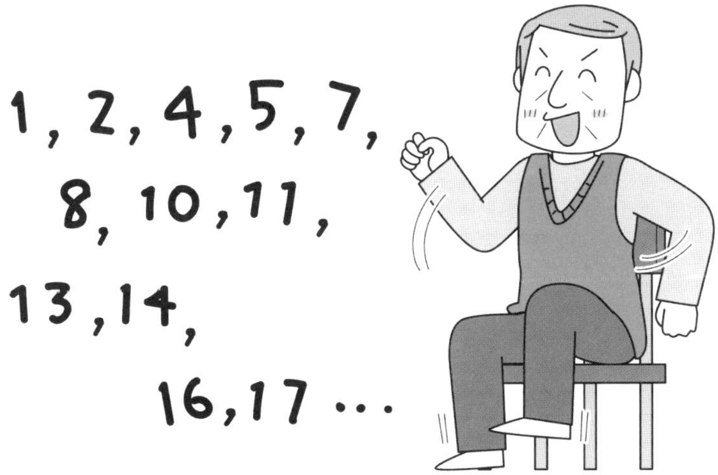
1, 2, 4, 5, 7,
8, 10, 11,
13, 14,
16, 17 …

みちお先生のアドバイス！

3の倍数を言わずに手をたたくようにすると，よりむずかしくなります。

㉞ あべこべグーパー

「グー」と言ったらパーを，「パー」と言ったらグーを出す体操です。

ねらいとききめ　握力強化　指のストレッチ　反応力維持

すすめかた

① 両手を前に出します。

② スタッフが「グー」と言ったら，シニアは素早く両手をパーにします。

③ スタッフが「パー」と言ったら，シニアは素早く両手をグーにします。

④ （②と③を）何度か繰り返します。

⑤ スタッフの言葉につられないように。楽しんでどうぞ！

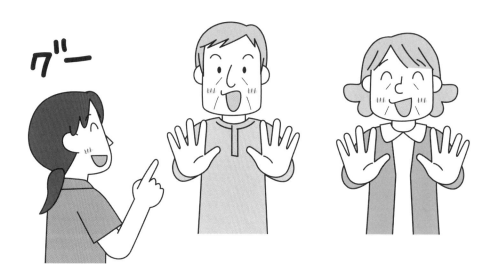

みちお先生のアドバイス！

　シニア一人の場合，自分で言って自分でしてもオッケーです！

㉟ おやこのキズナ

片手は親指を，反対の手は小指を伸ばす体操です。

ねらいとききめ 器用さ維持 指のストレッチ 握力強化

すすめかた

① 両手をグーにします。
② 右手は親指，左手は小指を伸ばします。
③ 両手をグーにします。
④ 右手は小指，左手は親指を出します。
⑤ （①～④を）何度か繰り返します。
⑥ 間違えは気にせずに。楽しんでどうぞ！

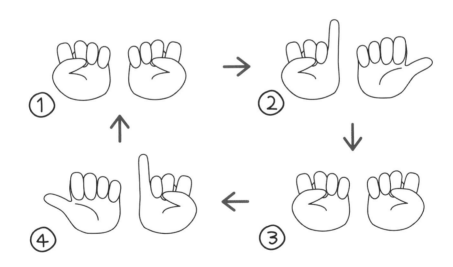

みちお先生のアドバイス！

①と③を省いて，②と④だけにすると，よりむずかしくなります。

㊱ かみとハサミ

片手はパーで，反対の手は親指と人差し指を伸ばす体操です。

ねらいとききめ　手先の器用さ維持　指のストレッチ　握力強化

すすめかた

① 両手をグーにします。
② 右手はパーで，左手は親指と人差し指を伸ばします。
③ 両手をグーにします。
④ 左手はパーで，右手は親指と人差し指を伸ばします。
⑤ （①～④を）何度か繰り返します。

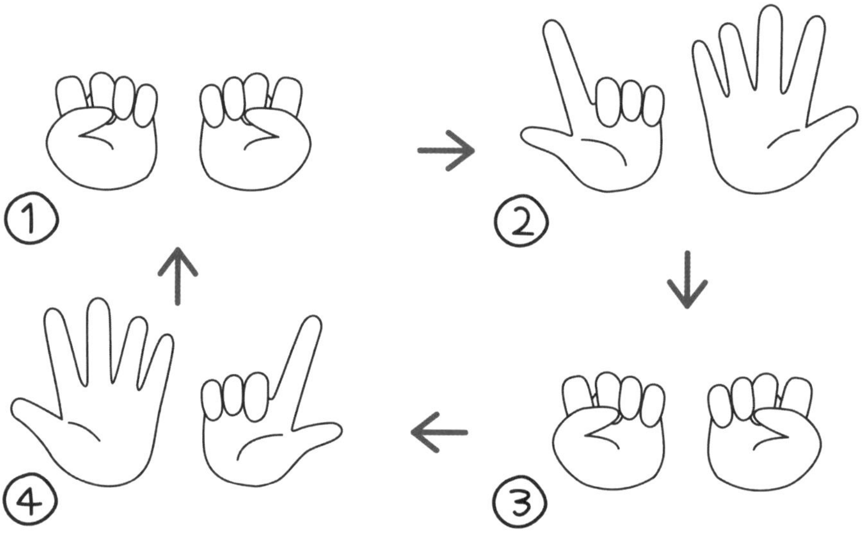

みちお先生のアドバイス！

①と③を省いて，②と④だけにすると，よりむずかしくなります。

③⑦ ココロの拍手

1回，2回，3回と手をたたく数を増やしていく体操です。

ねらいとききめ 〔 手の血行促進 〕〔 記憶力維持 〕〔 指のストレッチ 〕

すすめかた

① 手をパンと1回たたきます。

② 手をパンパンと2回たたきます。

③ 同様に，手をたたく回数を3回，4回，5回と，ひとつずつ増やして
いきます。

④ 10回でおしまい。集中してどうぞ！

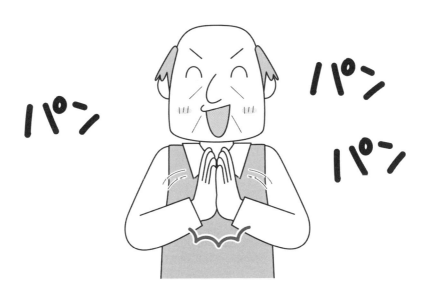

みちお先生のアドバイス！

声を出さずに（心の中でかぞえる）すると，よりむずかしくなります。

㊳ たたいてグーチョキ

手をたたいて，片手はグー，反対の手はチョキにする体操です。

ねらいとききめ　手先の器用さ維持　指のストレッチ　手の血行促進

すすめかた

① 手を２回たたきます。
② 右手をグー，左手をチョキにします。
③ 手を２回たたきます。
④ 右手をチョキ，左手をグーにします。
⑤ （①〜④を）何度か繰り返します。
⑥ 間違えても笑って。楽しんでどうぞ！

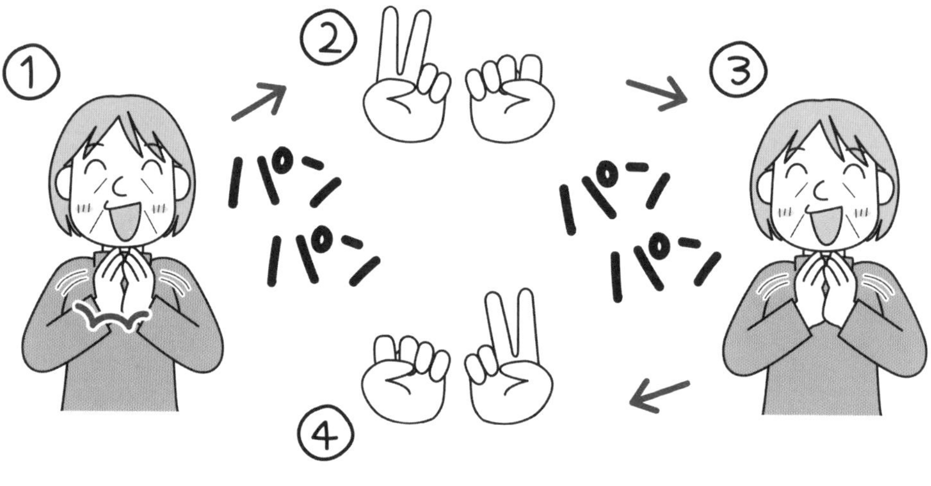

みちお先生のアドバイス！

①と③を省いて，②と④だけでしてもオッケーです。

㊳ パンチでキック

「パンチ」と言ったらキックを,「キック」と言ったらパンチをする体操です。

ねらいとききめ　反応力維持　握力維持　足腰強化

すすめかた

① スタッフが「パンチ」と言ったら,シニアは素早くキックします。

② スタッフが「キック」と言ったら,シニアは素早くパンチします。

③ スタッフは,パンチまたはキックをランダムに何度か繰り返します。

④ スタッフの言葉につられないように。楽しんでどうぞ！

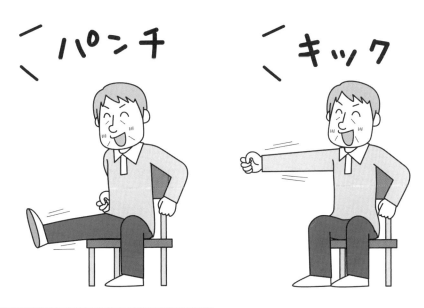

みちお先生のアドバイス！

シニア一人でする場合,自分で言って自分でしてもオッケーです！

㊵ ひとさしなか指

人差し指と中指を左右交互に伸ばす体操です。

ねらいとききめ 　指のストレッチ 　手先の器用さ維持 　握力強化

すすめかた

① 両手をグーにします。

② 右手の中指，左手の人差し指を伸ばします。

③ 両手をグーにします。

④ 右手の人差し指，左手の中指を伸ばします。

⑤ （①～④を）何度か繰り返します。

⑥ 間違えは気にせずに。楽しんでどうぞ！

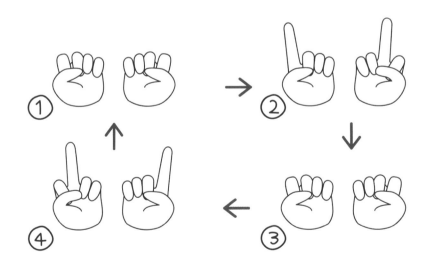

みちお先生のアドバイス！

①と③を省いて，②と④だけですると，よりむずかしくなります。

㊶ ブラインドジャンケン

目を閉じて耳で聞いて，手を動かす体操です。

ねらいとききめ　反応力維持　指のストレッチ　握力強化

すすめかた

① シニアは静かに目を閉じます。

② スタッフが「グー」と言ったら，シニアはパーを出します。

③ スタッフが「チョキ」と言ったら，シニアはグーを出します。

④ スタッフが「パー」と言ったら，シニアはチョキを出します。

⑤ （②～④を）ランダムに何度か繰り返します。

⑥ 楽しんでどうぞ！

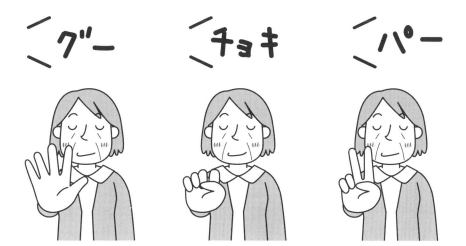

みちお先生のアドバイス！

シニア一人の場合は，自分で言って自分でしてもオッケーです！

㊷ まるとばつ

「まる」と言ったらばつ,「ばつ」と言ったらまるの動作をする体操です。

ねらいと**ききめ**　〔反応力維持〕〔肩の柔軟性維持〕

すすめかた

① スタッフが「まる」と言ったら,シニアは両手でばつをつくります。
② スタッフが「ばつ」と言ったら,シニアは両手でまるをつくります。
③ (①と②を) ランダムに何度か繰り返します。
④ スタッフの言葉につられないように。楽しんでどうぞ!

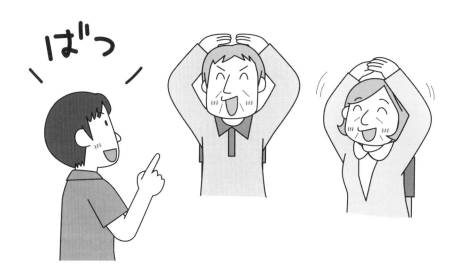

みちお先生のアドバイス!

　スタッフが「まる」と言って両手でまるをつくると(言葉と動作をいっしょにすると),よりむずかしくなります。

43 曲げ伸ばしグーパー

腕を曲げて胸の前でパー，腕をまっすぐ前に伸ばしてグーを出す体操です。

ねらいとききめ　器用さの維持　腕のストレッチ　握力維持

すすめかた

① 　スタッフが「グー」と言ったら，シニアは腕を曲げて胸の前で両手をパーにします。

② 　スタッフが「パー」と言ったら，シニアは腕をまっすぐ前に伸ばして両手をグーにします。

③ 　（①と②を）何度か繰り返します。

④ 　スタッフの言葉につられないように。楽しんでどうぞ！

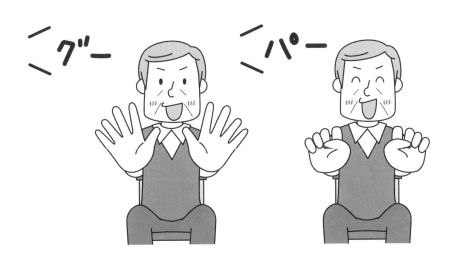

みちお先生のアドバイス！

シニア一人の場合，自分で言って自分でしてもオッケーです！

㊹ 肩とへそ

片手で肩をたたきながら，反対の手でへそをなでる体操です。

ねらいとききめ 器用さの維持 肩こり予防 集中力アップ

すすめかた

① 足を肩幅にひらきます。
② 片手をグーで，肩を軽くトントンたたきます。
③ 反対の手はパーで，へそのまわりを円を描くようにスリスリなでます。
④ （②と③を）両手同時にします。
⑤ 間違えても笑って。楽しんでどうぞ！

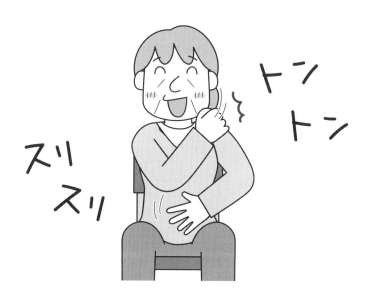

みちお先生のアドバイス！

左右の手（の動作）を入れ替えてすると，よりむずかしくなります。

㊺ 交互指折り

左右の手で交互に指を出していく体操です。

ねらいとききめ 指のストレッチ 器用さの維持

すすめかた

① 右手で指1本出します。（人差し指）
② 左手で指2本出します。（人差し指，中指）
③ 右手で指3本出します。（人差し指，中指，薬指）
④ 左手で指4本出します。（人差し指，中指，薬指，小指）
⑤ 右手で指5本出します。
⑥ ゆっくりでオッケー。楽しんでどうぞ！

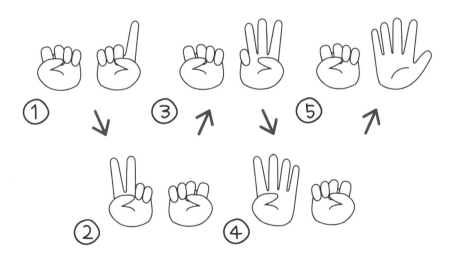

みちお先生のアドバイス！

声を出してかぞえながらしましょう！
（※声を出さずに口パクでしてもオッケーです）

㊻ 高速指折り

出来る限り素早く指を折ってかぞえる体操です。

ねらいとききめ （手先の器用さ維持）（スピード感覚維持）（指のストレッチ）

すすめかた

① 両手をパーで前に伸ばします。

② 親指から小指まで順に指を折っていきます。

③ ゆっくり，速く，最速の３段階の速さでします。

④ 声を出して，かぞえてどうぞ！

（※声を出さずに口パクでしてもオッケーです）

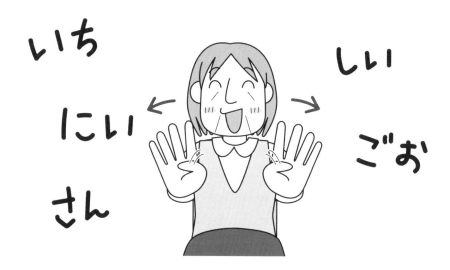

みちお先生のアドバイス！

　ゆっくりの時はできる限り遅く，最速の時は出来る限り速くしましょう！

🄸🄷 出したり入れたり

親指を出したり入れたりして，グーパーする体操です。

ねらいとききめ （器用さの維持） （握力維持） （指のストレッチ）

すすめかた

① 右手は親指を出してグー，左手は親指を入れてグーにします。
② 両手をパーにします。
③ 右手は親指を入れてグー，左手は親指を出してグーにします。
④ （①〜③を）何度か繰り返します。
⑤ 迷っても笑って。楽しんでどうぞ！

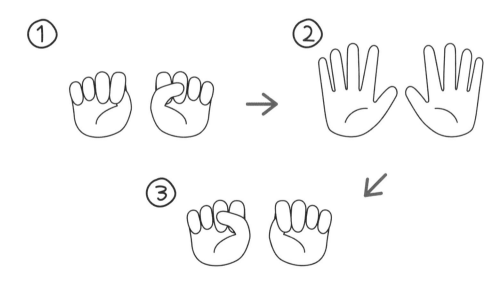

みちお先生のアドバイス！

むずかしいときは，両手同じ動作にしてもオッケーです。

㊽ 上げたり下げたり

両手をひざの上に置いたり，バンザイしたりする体操です。

ねらいとききめ 反応力維持 リズム感覚維持 腕のストレッチ

すすめかた

① スタッフとシニアでいっしょに手を2回たたきます。
② スタッフは，手をひざに置くかバンザイのどちらかの動作をします。
③ シニアはそれを見て，素早くマネをします。
④ 間違えずに出来れば大成功です！

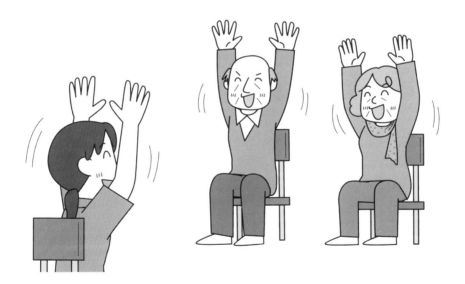

みちお先生のアドバイス！

「スタッフのマネをしてしまったら負け」と，反対にしても楽しいです！

㊾ 八百屋さんの足ぶみ

野菜の名前を言いながら足ぶみする体操です。

ねらいとききめ   （足腰強化）（記憶力維持）（腕ふり感覚の維持）

すすめかた

① 腕を前後に振って足ぶみします。

② 足ぶみと同時に，野菜の名前をひとつ言います。

③ 先の野菜を言ってから，新たにもうひとつ野菜の名前を言います。

（例：１回目「にんじん」，２回目「にんじん，はくさい」）

（※声を出さずに口パクでしてもオッケーです）

④ 同様に繰り返して，５つまで増やしていきます。

⑤ 忘れても笑って。楽しんでどうぞ！

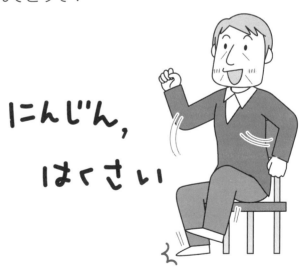

にんじん，
はくさい

みちお先生のアドバイス！

むずかしいときは４つに，それでもむずかしければ３つに減らしてどうぞ！

50 腕組みバンザイ！

腕組みとバンザイを繰り返す体操です。

ねらいとききめ （姿勢保持） （器用さの維持） （腕のストレッチ）

すすめかた

① 胸を張って腕組みします。

② 腕をまっすぐに伸ばしてバンザイします。

③ （①と両腕が反対になるように）腕組みします。

④ （①〜③を）何度か繰り返します。

⑤ 迷っても笑って。楽しんでどうぞ！

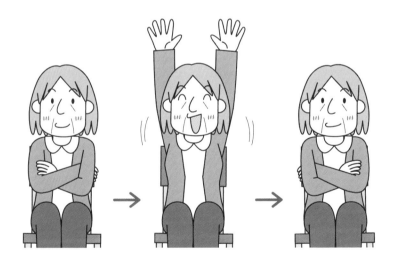

みちお先生のアドバイス！

腕組みするときは，どちらか片方の手が隠れるようにしましょう！

おわりに

ボクの体操の結論

変顔する。
ズッこける。
変なポーズをする。

ボクは，体操の最中に，いきなりこんな変なことをします。
するとどうなるかというと……。
シニアも面白がって笑ってくれます。
ボクがこんなことをするのには，こんな理由があります。

① シニアもボクも楽しいから
② シニアが元気になるから
③ シニアが眠くならないから
④ シニアがリラックスできるから
⑤ シニアの満足度が高くなるから

順に説明します。

① シニアとボクのどちらかだけが楽しいのはダメです。どちらも楽しくなければいけません。ただし，「**ボクが楽しむことでシニアも楽しくなる**」と信じてます。

② **楽しいと，心がウキウキして体を動かしたくなります。**すると自然に運動意欲がわいて，体が動くようになります。笑いは，心と体のウォーミングです。

③　シニア（特に要介護シニア）は，きちんとマジメに体操しても楽しくなければ眠たくなります。**楽しくなければ体操しません。**

④　もし全体の雰囲気に緊張感があっても，笑いがあれば場が和やかになります。**リラックスしたムードになればのびのびと体操できます。**

⑤　笑って体を動かしたときと，そうでないときと比べると，**満足度が高いのは圧倒的に前者です。**

結論。

「笑いがあるほうがいい！」
「全部キチンとしなくてもいい！」
「こんな体操でもあり！」

ということです。

「体操はキチンとしないといけない」と思ってる人もいると思います。
でも，「**体操はもっと自由に楽しんでもいい**」んです！

　体操は，楽しんで，心と体で感じるものであって，けっして無理して頑張ってするものではありません。
　楽しいと体感するからこそ，病気の予防にも効果があります。

という理由で……。

今日もまた，変なことをしようと思っています。

　　　令和２年９月
　　　　　　　　　　　ムーヴメントクリエイター　斎藤道雄

著者紹介

●斎藤道雄

体操講師，ムーヴメントクリエイター。

クオリティ・オブ・ライフ・ラボラトリー主宰。

自立から要介護シニアまでを対象とした体操支援のプロ・インストラクター。

体力，気力が低下しがちな要介護シニアにこそ，集団運動のプロ・インストラクターが必要と考え，運動の専門家を数多くの施設へ派遣。

「お年寄りのふだん見られない笑顔が見られて感動した」など，シニアご本人だけでなく，現場スタッフからも高い評価を得ている。

[お請けしている仕事]
○体操教師派遣（介護施設，幼稚園ほか）　○講演　○研修会　○人材育成　○執筆

[体操支援・おもな依頼先]
○養護老人ホーム長安寮
○有料老人ホーム敬老園（八千代台，東船橋，浜野）
○淑徳共生苑（特別養護老人ホーム，デイサービス）ほか

[講演・人材育成・おもな依頼先]
○世田谷区社会福祉事業団
○セントケア・ホールディングス（株）
○（株）オンアンドオン（リハビリ・デイたんぽぽ）ほか

[おもな著書]
○『一人でもできるシニアのかんたん虚弱予防体操50』
○『シニアの1,2分間運動不足解消体操50』
○『シニアの爆笑あてっこ・まねっこジェスチャー体操』
○『新装版　要支援・要介護の人もいっしょに楽しめるゲーム＆体操』
○『新装版　虚弱なシニアでもできる楽しいアクティビティ32』
○『少人数で盛り上がるシニアの1,2分体操＆ゲーム50』
○『椅子に腰かけたままでできるシニアのための脳トレ体操＆ストレッチ体操』
○『目の不自由な人も耳の不自由な人もいっしょに楽しめるかんたん体操25』
○『介護レベルのシニアでも超楽しくできる　声出し！　お祭り体操』
○『介護スタッフのためのシニアの心と体によい言葉がけ5つの鉄則』
○『要介護シニアも大満足！　3分間ちょこっとレク57』
○『車いすや寝たきりの人でも楽しめるシニアの1〜2分間ミニレク52』
○『1,2分でできるシニアの手・足・指体操61』（以上，黎明書房）

[お問い合わせ]
ブログ「みちお先生のお笑い介護予防体操！」: http://qollab.seesaa.net/
メール： qollab.saitoh@gmail.com
＊イラスト・さややん。

しゃべらなくても楽しい！
シニアの1，2分間認知症予防体操50

2020年12月10日　初版発行

著　者	斎　藤　道　雄	
発行者	武　馬　久仁裕	
印　刷	藤原印刷株式会社	
製　本	協栄製本工業株式会社	

発　行　所　　　　　　　株式会社　黎　明　書　房

〒460-0002　名古屋市中区丸の内3-6-27　EBSビル　☎052-962-3045
FAX 052-951-9065　振替・00880-1-59001
〒101-0047　東京連絡所・千代田区内神田1-4-9　松苗ビル4階
☎03-3268-3470

一人でもできる **シニアのかんたん虚弱予防体操 50**		一人〜少人数で出来る，コロナ時代に対応した，シニアのための体操50種を紹介。体を動かすのが苦手な人も，椅子に座ったまま楽しく虚弱予防！シニア支援者のためのアドバイス付き。2色刷。
斎藤道雄著	B5・63頁　1700円	

シニアの1，2分間 **運動不足解消体操 50**		椅子に腰かけたまま出来る，シニアの運動不足解消に役立つ体操50種を収録。「簡単。なのに，楽しい！」体操で，誰でも飽きずに運動できます。施設のスタッフのためのアドバイス付き。2色刷。
斎藤道雄著	B5・63頁　1650円	

シニアの爆笑あてっこ・まねっこ **ジェスチャー体操**		簡単，短時間，準備不要！　そんな，三拍子そろった，スタッフもシニアも笑顔になれるジェスチャー体操50種を公開。1人で出来る体操から元気に体を動かす体操まで，様々な場面で活用できます。2色刷。
斎藤道雄著	B5・63頁　1650円	

少人数で盛り上がるシニアの **1，2分体操＆ゲーム 50**		「少人数」「1，2分」「準備なし，道具不要」の3拍子そろった体操＆ゲームを各25種紹介。シニアが楽しく身体と頭を動かして元気に遊べる体操＆ゲームです。待ち時間に活用できます。2色刷。
斎藤道雄著	B5・63頁　1650円	

椅子に座ってできるシニアの **1，2分間筋トレ×脳トレ体操 51**		右手と左手で違う動きを同時にしたり，口で「パー」と言いながら手は「グー」を出したり……，筋トレと脳トレがいっしょにできる体操を51種紹介。2色刷。
斎藤道雄著	B5・64頁　1650円	

椅子に座ってできる **シニアの1，2分間筋トレ体操 55**		ちょっとした空き時間に，椅子に腰かけてでき，道具も不要で，誰もが楽しめる筋トレ体操を55種収録。よい姿勢を保つ力，歩く力等がつくなど，生活に不可欠な力をつける体操が満載。2色刷。
斎藤道雄著	B5・68頁　1650円	

新装版　車椅子の人も片麻痺の人 **もいっしょにできる楽しいレク 30**		車椅子の人も片麻痺の人も無理せず楽しめる，動かせる部分を思う存分に動かすレクをイラストを交え30種紹介。『車椅子の人も片麻痺の人もいっしょにできる楽しいレク30＆支援のヒント10』を改題，一部割愛し，新装・大判化。
斎藤道雄著	B5・68頁　1700円	

新装版　要支援・要介護の人もいっ **しょに楽しめるゲーム＆体操**		いっせいに同じ体操をするのではなく，1人ひとりに合うように少しやり方を変えるだけで，参加者の誰もが満足。『要支援・要介護の人もいっしょに楽しめるゲーム＆体操』を新装・大判化。
斎藤道雄著	B5・90頁　1700円	

新装版　虚弱なシニアでもできる **楽しいアクティビティ 32**		大きな運動が難しい，虚弱なシニア向けの，身体の活動を促すかんたんアクティビティを32種類紹介。『特養でもできる楽しいアクティビティ32』を改題，新装・大判化。
斎藤道雄著	B5・92頁　1700円	

表示価格は本体価格です。別途消費税がかかります。

■ホームページでは，新刊案内など，小社刊行物の詳細な情報を提供しております。「総合目録」もダウンロードできます。
http://www.reimei-shobo.com/